BEI GRIN MACHT SICH IHR WISSEN BEZAHLT

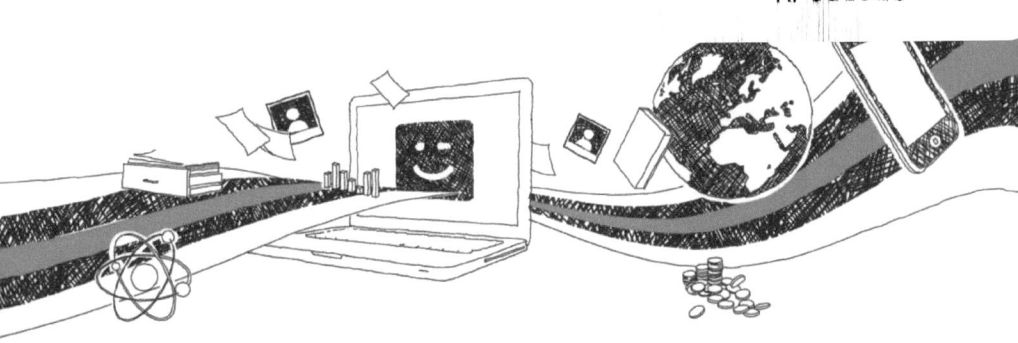

- Wir veröffentlichen Ihre Hausarbeit, Bachelor- und Masterarbeit

- Ihr eigenes eBook und Buch - weltweit in allen wichtigen Shops

- Verdienen Sie an jedem Verkauf

Jetzt bei www.GRIN.com hochladen und kostenlos publizieren

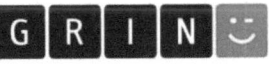

Planung eines Ernährungskonzeptes zur Gewichts- und Körperfettreduktion

Bibliografische Information der Deutschen Nationalbibliothek:

Die Deutsche Nationalbibliothek verzeichnet diese Publikation in der Deutschen Nationalbibliografie; detaillierte bibliografische Daten sind im Internet über http://dnb.d-nb.de abrufbar.

ISBN: 9783346511850
Dieses Buch ist auch als E-Book erhältlich.

© GRIN Publishing GmbH
Nymphenburger Straße 86
80636 München

Druck und Bindung: Books on Demand GmbH, Norderstedt Germany
Gedruckt auf säurefreiem Papier aus verantwortungsvollen Quellen

Das vorliegende Werk wurde sorgfältig erarbeitet. Dennoch übernehmen Autoren und Verlag für die Richtigkeit von Angaben, Hinweisen, Links und Ratschlägen sowie eventuelle Druckfehler keine Haftung.

Das Buch bei GRIN: https://www.grin.com/document/1131335

Deutsche Hochschule für
Prävention und Gesundheitsmanagement

Einsendeaufgabe

Fachmodul: Konzepte und Strategien der Ernährungsberatung

Studiengang: Ernährungsberatung

Inhaltsverzeichnis

1 DATEN FÜR DAS KURSKONZEPT ZUR GEWICHTS- /KÖRPERFETTREDUKTION 1

1.1 Übergewicht und Adipositas 1

   1.1.1 Definition von Übergewicht und Adipositas und Folgen für die Beratung 1

   1.1.2 Häufigkeit und Entwicklung von Übergewicht in Deutschland 2

1.2 Ziele des Kurskonzeptes aus betrieblicher Sicht 2

1.3 Daten und Informationen der Zielgruppe 3

1.4 Ausschlusskriterien der Interessenten 3

2 MAßNAHMEN ZUR ORGANISATION DES KURSKONZEPTES 4

2.1 Ernährungsform des Kurskonzeptes 4

2.2 Gewähltes Makronährstoffverhältnis 5

2.3 Werbemaßnahmen 5

2.4 Kursdauer und Kurstreffen 6

2.5 Räumlichkeiten 6

2.6 Geräte, Hilfsmittel und eingesetzte Vortragsmedien 7

3 INHALTE UND GLIEDERUNG DES KURSKONZEPTES 7

3.1 Eingangscheck 7

3.2 Re-Tests 8

3.3 Inhalte Theorie- und Praxiseinheiten 8

3.4 Motivationsstrategien 11

3.5 Zusammenhang von Theorie und Praxis 11

3.6 Grobplanung der theoretischen und praktischen Inhalte 11

4 PRAKTISCHE UMSETZUNG DES ERNÄHRUNGSKONZEPTES 13

5   LITERATURVERZEICHNIS 17

6   ABBILDUNGS- UND TABELLENVERZEICHNIS 18

6.1   Abbildungsverzeichnis 18

6.2   Tabellenverzeichnis 18

1 Daten für das Kurskonzept zur Gewichts- /Körperfettreduktion

Übergewicht und Adipositas verursachen bei den Betroffenen viele Beschwerden und er-
höhen das Risiko von chronischen Erkrankungen. Die Anzahl der Übergewichtigen und
Adipösen steigt zunehmend, was nicht nur die betroffenen Menschen belastet, sondern
auch das gesamte Gesundheitssystem (Robert-Koch-Institut, 2021).

1.1 Übergewicht und Adipositas

1.1.1 Definition von Übergewicht und Adipositas und Folgen für die Beratung

Laut des Robert-Koch-Instituts werden Übergewicht und Adipositas international anhand
des Body-Mass-Index definiert (Robert-Koch-Institut, 2017). Der BMI setzt das Körper-
gewicht mit der Körpergröße in Relation (kg/m^2) und wird je nach Wert wie folgt klassi-
fiziert:

Tabelle 1: Klassifikation des Body-Mass-Index bei Erwachsenen (WHO, 2000)

Kg/m^2	Klassifikation
<18,0	Untergewicht
18,0-24,9	Normalgewicht
25,0-29,9	Übergewicht
30,0-34,9	Adipositas Grad 1
35,0-39,9	Adipositas Grad 2
>40	Adipositas Grad 3

Bereits das Übergewicht (BMI:25,0-29,9 kg/m^2) ist ein erhöhter Risikofaktor, um an ei-
nigen chronischen Erkrankungen, wie z.B. Herz-Kreislauf-Erkrankungen oder Diabetes
mellitus Typ 2, zu leiden. (Robert-Koch-Institut, 2017). Mit einer vorliegenden Adipositas (BMI: > 30kg/m^2) sind in der Regel Folgeerkrankungen verbunden, welche mit einer
höheren Sterberate einher gehen und stellen somit eine weltweite Herausforderung für
das Gesundheitssystem dar (Robert-Koch-Institut, 2017).

Deswegen ist es von hoher Bedeutung bereits bei Übergewicht zu handeln und präventiv
zu arbeiten. Das heißt, die Menschen müssen ein Bewusstsein für die möglichen Folgen
erlangen, weshalb es auch im Folgenden im Kurs wichtig sein wird, die Teilnehmer für

eine gesunde und ausgewogene Lebensweise zu sensibilisieren. Liegt bereits ein BMI von >30 kg/m² vor, können die Personen nicht mehr präventiv behandelt werden, sondern müssen Therapiemaßnahmen ergreifen.

1.1.2 Häufigkeit und Entwicklung von Übergewicht in Deutschland

Bei der 2018 veröffentlichten Studie „Anteil der Frauen mit Übergewicht und Adipositas in Deutschland in den Jahren 2005 bis 2017" wurden innerhalb des genannten Zeitraumes Frauen ab 18 Jahren bezüglich ihres BMIs untersucht (Statista, 2021). Diese ergab, dass 2005 41,5% übergewichtig waren, was in den Folgejahren kontinuierlich anstieg. 2017 lag der Wert bei 43,1% der weiblichen Personen. Auch die Adipositas stieg im Laufe der Jahre an, so lag sie bei Frauen 2005 bei 12,8% und 2017 bei 14,6%.

Die gleiche Studie wurde auch bei den Männern durchgeführt (Statista, 2021) und ergab Folgendes: 2005 waren 57,9% der Männer übergewichtig und 2017 bereits 62,1%. Adipös waren 2005 14,4% der männlichen Bevölkerung und 2017 18,1%. Somit ist auch bei den Männern eine stetige Zunahme des Übergewichts und der Adipositas zu erkennen. Auffällig ist dabei auch, dass der Anteil der Männer immer höher ist als bei Frauen. Aufgrund dieser Daten ist festzuhalten, dass ein hohes Markpotenzial vorliegt, um einen Kurs bezüglich Gewichts- und Körperfettreduktion anzubieten. Sowohl bei Männern als auch bei Frauen ist der Bedarf vorhanden.

1.2 Ziele des Kurskonzeptes aus betrieblicher Sicht

Aus betrieblicher Sicht ist es sinnvoll ein Kurskonzept zur Gewichts- und Körperfettreduktion anzubieten, um eine starke Kundenbindung zu erzeugen. Da in den Treffen nur eine geringere Teilnehmerzahl integriert ist, besteht die Möglichkeit seitens der Teilnehmer eigene Fragen oder Themen anzusprechen, auf die dann eingegangen werden kann. Dadurch verdeutlicht der Betrieb wie wichtig ihm die Kunden und deren Betreuung ist. Das erhöht zudem zusätzlich die Wahrscheinlichkeit, dass das Studio bzw. der Betrieb weiterempfohlen wird, wodurch neue Mitglieder und Teilnehmer möglich sind.

Aufgrund dieser Tatsachen sind dem Betrieb langfristige Einnahmen gesichert, wodurch Gewinn gemacht werden kann. Es besteht dann auch die Möglichkeit das Angebot nach und nach weiter auszubauen, um noch mehr Interessenten heranzuziehen.

Ein großes Interesse der Zielgruppe, viel Engagement seitens des Leiters/der Leiterin des Kurses und ein gut ausgearbeitetes Konzept sollten Ziel des Betriebes sein, um die oben genannten Punkte zu erreichen.

1.3 Daten und Informationen der Zielgruppe

Für den Kurs ist es wichtig eine genaue Zielgruppe zu erreichen, damit alle Teilnehmer/innen einen ähnlichen Lebensstandard und eine ähnliche Vorstellung des Kurses haben. Nur dadurch ist eine erfolgreiche Kursgruppe gegeben. Dafür müssen alle interessierten Personen Angaben über die eigene Person machen, welche im Anschluss der Informationsveranstaltung ausgefüllt abgegeben werden müssen. Danach wird über eine Teilnahme entschieden.

Tabelle 2: Daten und Informationen der Zielgruppe (Eigendarstellung, 2021)

Alter	35-60 Jahre
Geschlecht	Weiblich
Sozialstatus	Mittelschicht
Zeitlicher Verfügungsrahmen	Wochentags
	Später Nachmittag, früher Abend
Ziele/Motive/Wünsche	Gewichts- und Körperfettreduktion
	Grundlagen für erfolgreicher Ernährungsumstellung
	Einfache Umsetzung im Alltag
	Gruppenaustausch mit Motivation
Gesundheitszustand	keine Erkrankungen

1.4 Ausschlusskriterien der Interessenten

Aufgrund der oben angegeben Kriterien für die Interessenten, die am Kurs teilnehmen können, ist es wichtig abzugrenzen, welche Angaben zum Ausschluss einer Teilnahme führen. Vor Beginn des Kurses werden die Interessenten darüber unterrichtet, dass sie für diesen Kurs nicht geeignet sind.

Kriterien, die zum Ausschluss führen sind Folgende: Männer, Frauen unter 35 und über 60 Jahren, Untergewichtige oder Adipöse, vorliegende chronische und/oder psychische Erkrankungen, starke Lebensmittelunverträglichkeiten, regelmäßige Medikamenteneinnahme, sowie übermäßiger Alkoholkonsum. Außerdem können Schwangere und Stillende, sowie Frauen, die momentan eine Diät machen nicht an dem Kurs teilnehmen. Außerdem werden Frauen ausgeschlossen, die einen unvollständigen Fragebogen und Vertrag abgeben.

3

2 Maßnahmen zur Organisation des Kurskonzeptes

Im Folgendem wird die detaillierte Organisation des Kurskonzeptes dargestellt. Es wird auf die gewählte Ernährungsform, das Makonährstoffverhältnis, die Werbemaßnahmen, die Gesamtkursdauer, sowie auf die einzelnen Kurstreffen inklusive deren Vorbereitungen eingegangen.

2.1 Ernährungsform des Kurskonzeptes

Aufgrund des hohen Eiweiß- und Ballaststoffanteils, welche zu einer langen Sättigung führen, wurde sich für die LOGI-Methode (Low Glycemic Index, zu dt.: niedriger Glykämischer Index) entschieden. Außerdem werden dadurch Zwischenmahlzeiten und Heißhungerattacken vermieden. Die Ernährung nach LOGI ist kohlenhydratreduziert und fett- und eiweißbetont. Um die Umsetzung der Methode zu vereinfachen, wurde die LOGI-Pyramide entwickelt (siehe Abbildung 1). Darauf ist zu erkennen, dass bei dieser Form neben den vielen Ballaststoffen ein hoher Gehalt an Vitaminen und Mineralstoffen verzehrt werden, wodurch sowohl der Blutzuckerspiegel als auch der Insulinspiegel keine starken Schwankungen aufweisen (logi-aktuell.de, 2021). Wegen dieser Kombination werden Heißhungerattacken vermieden und das Risiko für Zwischenmahlzeiten wird reduziert.

Abbildung 1: Die LOGI-Pyramide (logi-aktuell.de)

Anmerkung der Redaktion: Abbildung 1 wurde aus urheberrechtlichen Gründen entfernt.

Diese Methode ist für den Kurs besonders gut geeignet, da die Teilnehmerinnen hierbei weder Kalorien zählen noch einen sehr strikten Ernährungsplan befolgen müssen und auch nicht jedes Lebensmittel genau abwiegen müssen. Dazu kommt, dass alle Lebensmittel gegessen werden dürfen, zwar in Maßen, aber es muss auf Nichts verzichtet werden. Dadurch ist es einfacher den Alltag damit zu verbinden.

2.2 Gewähltes Makronährstoffverhältnis

Das gewählte Makronährstoffverhältnis basiert auch auf den Empfehlungen der LOGI-Methode. Dieses Verhältnis, bezogen auf die Gesamtenergiezufuhr, sieht wie folgt aus:

Tabelle 3: Makronährstoffverteilung nach LOGI (Eigendarstellung nach Meinhardt et al., 2016)

Kohlenhydrate	Fette	Proteine
20-30%	40-50%	20-30%

Aufgrund diese Verteilung wird die lange Sättigung gewährleistet, somit Heißhungerattacken vermieden und dadurch bleibt der Blutzuckerspiegel stabil.

2.3 Werbemaßnahmen

Um möglichst viele Interessentinnen auf den Kurs aufmerksam zu machen, werden zwei unterschiedliche Werbemaßnahmen gewählt, die unten erläutert werden.

Da der Kurs im eigenen Frauenfitnessstudio stattfindet, werden dort mehrere Aushänge vorbereitet und zwei Wochen vor der Informationsveranstaltung aufgehangen. Dadurch ist es den Trainerinnen möglich ein direktes Feedback an die Interessentinnen zu geben und sie zum Informationsabend einzuladen. Diese Maßnahme ist sowohl kostengünstig als auch einen zusätzlichen positiven persönlichen Eindruck zu vermitteln. Dadurch können die Frauen Vertrauen aufbauen.

Als zweite Maßnahme werden die sozialen Medien des Studios genutzt, das heißt in diesem Fall der Facebook-Account. Der Hintergrund dabei ist, dass die genannte Zielgruppe zum Großteil auf dieser Plattform vertreten ist. Abgesehen von den aktiven Mitgliedern, die auch im Studio trainieren, besteht hier die Möglichkeit inaktive Mitglieder erneut zu akquirieren wieder ins Studio zu kommen und diesen Kurs als eine Art Neustart zu sehen, bei dem sie noch zusätzliche Betreuung bekommt. Darüber hinaus können externe Frauen, die ihr Gewicht reduzieren möchten, auf das Angebot aufmerksam werden, wodurch das Interesse an der Teilnahme am Kurs und am Studio wächst. Bei dieser

Maßnahme hat der Veranstalter die Möglichkeit selbst zu entscheiden, wie viel Geld dafür ausgegeben werden soll bzw. ausgegeben werden kann (Facebook, 2021).

2.4 Kursdauer und Kurstreffen

Die Gesamtkursdauer beträgt 10 Wochen mit einem Treffen pro Woche, welches sich über 90 Minuten erstreckt. Die Treffen beginnen mittwochs um 17:30 Uhr und enden folglich um 19:00 Uhr. Dadurch müssen sich die Frauen in ihrem Alltag nicht stark einschränken und wissen genau, welchen Tag sie sich für die nächsten 2,5 Monate freihalten müssen.

Der Kurs soll aus mindestens acht und maximal 12 Frauen bestehen. Die Anzahl zeigte sich bei einem Betreuer/einer Betreuerin als empfehlenswert (Dutton et al., 2010). So ist es dem/der Gruppenkursleiter/in immer noch möglich auf individuelle Fragen einzugehen. Mit dieser Anzahl ist auch ein reger, aber kontrollierter Austausch in der gesamten Gruppe möglich oder, falls es das Kurskonzept vorsieht, in kleineren Gruppen zu arbeiten.

2.5 Räumlichkeiten

Die Kurstreffen finden im Kursraum des eigenen Studios statt, welcher im hinteren Bereich des Studios liegt und somit nicht durch den normalen Studiobetrieb unterbrochen oder gestört wird.

Der Raum ist ungefähr 40qm² groß und bietet somit ausreichen Platz für alle Teilnehmerinnen, den/die Kursleiter/in und die eingesetzten Medien. Dort besteht die Möglichkeit Tische und Stühle in einem angemessenen Abstand zu platzieren. Der Raum ist durch die Fenster luft- und lichtdurchflutet und es besteht die Möglichkeit diese an einem sonnigen Tag abzudunkeln. An dunklen und verregneten Tagen kann das Deckenlicht angemacht werden. Hinzu kommt, dass in diesem Raum geheizt oder auch gekühlt werden kann und ausreichend Steckdosen vorhanden sind, um einen Beamer, Laptop und Weiteres anzuschließen. Da dieser Raum häufiger für Informationsveranstaltungen genutzt wird ist bereits eine ausfahrbare Leinwand angebracht.

Ebenfalls vorhanden sind die sanitären Einrichtungen, welche jederzeit zugänglich sind.

Das Fitnessstudio liegt in einer ruhigeren Straße ohne Verkehr von öffentlichen Verkehrsmitteln, das heißt es gibt auch keine äußerlichen Störfaktoren.

2.6 Geräte, Hilfsmittel und eingesetzte Vortragsmedien

Damit die Teilnehmerinnen alle Inhalte gut verstehen und behalten können, werden je nach Thema passende Medien eingesetzt. Als Grundlage bekommen alle Frauen Stifte und Notizzettel zur Verfügung gestellt.

Die folgende Tabelle stellt, abgesehen von den bereits oben genannten, eine Checkliste für die gewählten Medien und deren dazugehörigen Materialien dar. Diese beziehen sich bereits auf die gesamte Kursdauer, beginnend mit dem Anamnesebogen und Eingangswerten.

Tabelle 4: Benötigte Medien und Materialien des Kurses (Eigendarstellung, 2021)

Medium	Dazugehöriges Material
Beamer	Verlängerungs-/ Kabel, Fernbedienung mit funktionsfähigen Batterien, Laptop
Leinwand	Fernbedienung, Laserpointer mit ausreichender Batterie
Laptop	Ladekabel, Maus, Programm PowerPoint
Drucker	Druckerpapier, Tinte, Kabel
Flipchart	Ausreichend Flipchartpapier, Stifte in verschiedenen Farben
Körperanalysewaage	Verlängerungskabel, dazugehörige Software, Laptop, Maßband
Kursleiter/in	Notizblock für evtl. Rückfragen oä., Stifte

3 Inhalte und Gliederung des Kurskonzeptes

In diesem Kapitel werden die Inhalte und die Gliederung des gesamten Kurskonzeptes beschrieben. Es werden ausführlich auf den Eingangscheck, die Re-Tests, die Theorie- und Praxiseinheiten und Motivationsstrategien eingegangen.

3.1 Eingangscheck

Bevor der eigentliche Kurs beginnt, wird mit jeder Teilnehmerin ein Einzelgespräch inklusive einer ausführlichen Anamnese durchgeführt. Als Vorbereitung darauf, erhält der Kursleiter/die Kursleiterin von jeder Frau im Vorfeld einen Fragebogen zum aktuellen Ernährungsverhalten und ein eintägiges Ernährungsprotokoll. Somit kann ein erster Überblick des Ernährungsverhalten gewonnen und gleichzeitig abgeleitet werden, auf welche Inhalte des Kurses besonders viel Wert gelegt werden muss.

Den ausführlichen Anamnesebogen füllen Teilnehmerin und Kursleiter/in gemeinsam aus. Neben den persönlichen Daten, wie Name, Geburtsdatum, Adresse, Telefonnummer und Mail-Adresse wird auch der Beruf besprochen, ob die Person dabei eher viel sitzt, viel läuft oder eine Mischung von beiden. Dies hilft, um den Alltag der Frau einschätzen zu können. Anschließend werden die Gesundheit, Medikamente und sportliche Vorkenntnisse abgefragt. Da Krankheiten und regelmäßige Medikamente zu den Ausschlusskriterium für die Frauen zählen, wird dieser Aspekt nur nochmal formal durchgegangen und fällt daher kurz aus. Mit Hilfe eines Blutdruckmessgeräts wird bei der Teilnehmerin der Blutdruck gemessen, anhand der Blutdruckklassifikation nach der American Heart Association bewertet und notiert. Anschließend wird mithilfe einer Körperanalysewaage die Körperzusammensetzung der Teilnehmerin gemessen (tanita.de, 2021), um diese dann mittels einer Software gemeinsam zu besprechen. Zusätzlich werden an der Hüfte, der Taille und den Oberschenkeln die Maße genommen und notiert.

Als erste Aufgabe für die Frauen müssen diese bis zum ersten Treffen in der Gruppe einen Befindlichkeitsbogen ausfüllen. Als Vorlage dient der Bogen der LCHF Deutschland Akademie (LCHF Deutschland Akademie für Gesundheit& Ernährung). Sowohl der Befindlichkeits- als auch der Anamnesebogen werden aufbewahrt, um diese im Verlauf mit den Folgenden zu vergleichen.

3.2 Re-Tests

Die Re-Tests finden zwei Mal statt, einmal nach fünf Wochen seit dem Beginn und dann als Abschluss des Kurses erneut nach 10 Wochen.

Dabei stellt sich die Teilnehmerin erneut auf die Körperanalysewaage, um eine erste Entwicklung und Reaktion des Körpers zu erkennen. Es werden erneut die bereits oben genannten Maße und der Blutdruck gemessen. Auch der Befindlichkeitsbogen wird wieder ausgefüllt und beim darauffolgenden Treffen an den Leiter/die Leiterin abgegeben. Diese ersetzen keines der angesetzten Kurstreffen.

3.3 Inhalte Theorie- und Praxiseinheiten

Nachdem sich der Kursleiter/die Kursleiterin beim ersten Treffen nochmal für alle vorgestellt und eine Begrüßungsrede gehalten hat, wird in das Thema gesunde und ausgewogene Ernährung eingegangen. Dafür werden zuerst die allgemeinen Grundlagen besprochen. Das heißt eine an die Frauen gerichtete offene Frage soll beantwortet werden, in der sie erläutert, was für sie eine gesunde Ernährung bedeutet. Dadurch entsteht ein erster

Austausch innerhalb der Gruppe und die Frauen können sich gegenseitig kennenlernen. Nach Beendigung des Austauschs werden die Aussagen zusammengefasst und Antworten auf folgende Fragen gegeben: Wann sollte gegessen werden?, Was sollte gegessen werden? Und Wie oft sollte gegessen werden? Auch die Wichtigkeit der Flüssigkeitszufuhr wird angesprochen. Orientiert wird sich hierbei an der LOGI-Pyramide, die auch für die Teilnehmerinnen sichtbar auf der Leinwand zu erkennen ist (logi-aktuell.de, 2021). Als Praxisteil werden den Frauen ein Ernährungsplan und ein eintägiges Ernährungsprotokoll erklärt, welches sie bis zum nächsten Treffen für einen Tag unter der Woche mitbringen sollen.

In den folgenden Treffen wird zunächst nacheinander auf die Makronährstoffe eingegangen. Begonnen wird in der zweiten Woche mit Kohlenhydraten. Im Theorieteil wird zu Beginn auf die Funktion und den Bedarf der Kohlenhydrate, auch nach LOGI eingegangen. Außerdem wird auf den Blutzucker und -spiegel in Bezug auf eine Gewichtsabnahme eingegangen. Ebenso wird diesbezüglich weiter besprochen, warum es so wichtig ist die Mahlzeitenpausen einzuhalten und für eine lange Sättigung zu sorgen (Deutsche Apotheker Zeitung, 2019).

Um die gewonnenen Kenntnisse zu festigen, wird auch hier ein Praxisteil mit eingebaut, bei dem Beispiele für gute kohlenhydrathaltige Lebensmittel gesammelt werden.

Woche drei und vier befassen sich jeweils mit Fetten. Zuerst werden auch die Funktionen, der Bedarf und die verschiedenen Arten der Fette thematisiert und wieder in Bezug zur Gewichtsabnahme gesetzt (Verbraucherzentrale.de, 2020). Bei den Arten werden auf die gesättigten, einfach ungesättigten und mehrfach ungesättigten Fettsäuren, sowie Ω3- und Ω6-Fettssäuren eingegangen. Auch hier werden im Praxisteil Lebensmittel mit gesunden Fetten gesammelt und anschließend bekommen die Teilnehmerinnen eine Hausaufgabe zum nächsten Treffen auf. Sie sollen sich überlegen und auch recherchieren, ob Fett wirklich fett macht. Diese These wird dann in Woche vier, im zweiten Teil der Fette, besprochen. Anschließend wird auf Transfettsäuren, auch in Bezug zu Fertiggerichten, eingegangen, sowie auf versteckte Fette in verschiedenen Lebensmitteln. Hier wurde sich bewusst gegen einen Praxisteil bezüglich „schlechter" Fette entschieden, da die Frauen sich auf das bereits positiv gelernte konzentrieren können und kein Risiko entsteht, beide Fettarten zu verwechseln.

Beim fünften Treffen wird der letzte Makronährstoff, die Proteine, besprochen. Wie zuvor auch, werden die generellen Funktionen dieser besprochen, sowie der menschliche Bedarf und welche Vorteile eine erhöhte Proteinzufuhr für eine Gewichtsreduktion hat

(Verbraucherzentrale, 2020). Wie es die Frauen schon gewohnt sind, wird eine Übersicht proteinhaltiger Lebensmittel auf dem Flipchart zusammengetragen.

Die Woche sechs besteht ausschließlich aus einer ausgeprägtem Praxiseinheit, um das bisher Gelernte über die Makronährstoffe mit deren Ernährungsprotokoll abzugleichen. Übereinstimmungen und starke Abweichungen, sowie Fragen und Unklarheiten werden dann in der Gruppe ausgetauscht und besprochen. So ist es sowohl Teilnehmerinnen und Kursleiter/in möglich zu erkennen, ob die Vorgehensweise funktioniert und sich alle Frauen auf einem Stand befinden.

Bereits in der ersten Woche wurde die Flüssigkeitszufuhr kurz angesprochen, in Woche sieben allerdings nochmal detaillierter besprochen. Besonders relevant sind da die Arten von Flüssigkeiten, welche davon am sinnvollsten sind, um ein gesundes Leben und eine gesunde Gewichtsreduktion zu führen, warum eine ausreichende Zufuhr überhaupt notwendig ist und mit welcher Menge das zu erreichen ist. Aufgrund des meist regelmäßigen Konsums, werden hier Kaffee und Alkohol gesondert erläutert. Um die Bedeutung des Trinkens zu unterstreichen, sollen die Frauen bis zur nächsten Woche ein Trinkprotokoll führen. Dadurch können sie sich auch selbst vor Augen führen, ob sie bereits auf die erforderliche Zufuhr kommen.

Das folgende Treffen in Woche acht befasst sich mit dem Thema Rückfälle und möglicher Hürden im Alltag. Den Frauen werden verschiedene Strategien und Methoden zur Bewältigung dieser vorgeschlagen, welche auch im Austausch untereinander entstehen können. Ein großer Aspekt ist dabei Mahlzeiten für die nächsten Tage vorzubereiten, dem sogenannten „Meal Prep" (Collins Dicitonary). Dabei werden sich vorher bewusst Gedanken über die Ernährung gemacht, wodurch das Risiko sinkt zu Snacks zu greifen oder viele ungesunde Mahlzeiten zu sich zu nehmen. Die Hausaufgabe ist an dieser Stelle für einen Tag auf der Arbeit das Essen vorzubereiten. Im folgenden Treffen werden die Erfahrungen davon besprochen.

Die vorletzte Woche befasst sich mit einer genaueren Mahlzeitenplanung und deren Zusammensetzung. Dies betrifft zum einen die Größe der Portionen insgesamt und auch der einzelnen Lebensmittelgruppen. Dies sollte wieder möglichst alltagstauglich sein, um die Frauen zu motivieren auch im Anschluss an den Kurs an dem Gelernten festzuhalten und alles leicht umsetzen zu können.

Bei dem zehnten und somit letzten Treff in der Gruppe werden zu Beginn die Wichtigsten Punkte der gelernten Inhalte zusammengetragen, um dann gegebenenfalls Fragen zu beantworten. Zum Schluss findet noch ein kleines Wissensquiz statt und ein Abschluss seitens des/r Kursleiter/in. Hierbei wird betont, dass alle Teilnehmerinnen die Möglichkeit haben, an einer weiterführenden Einzelberatung teilzunehmen und bei einer sofortigen Anmeldung einen 10%igen Rabatt erhalten.

3.4 Motivationsstrategien

Abgesehen von der Gruppenzugehörigkeit, welche schon zu einer gegenseitigen Motivation führt, bekommen die Teilnehmerinnen immer wieder Hausaufgaben auf. Diese führen dazu, dass sich die Personen der gesunden Ernährung immer bewusster werden und die Aufgaben stets ordentlich und gut ausführen wollen. Auch hier wird im Anschuss durch die Besprechung der Aufgaben, die Gruppenzugehörigkeit/-motivation verstärkt (Senninger & Weiß, 2011).

Als Anregung für die Frauen bekommt die Frau mit dem größten Erfolg einen Preis geschenkt. Dieser beinhaltet einen großen Korb mit einer Grundausstattung für eine bewusste und ausgewogene Ernährung, einen 35%-Gutschein für eine Einzelberatung und eine wiederverwendbare Trinkflasche. Es ist bewiesen, dass ein Geschenk für eine höhere Motivation sorgt (Bruhn und Homburg).

3.5 Zusammenhang von Theorie und Praxis

Wichtig ist, dass die einzelnen Treffen aufeinander aufbauen und für die Teilnehmerinnen nachvollziehbar sind. Deswegen wurden die Praxiseinheiten so gewählt, dass das theoretisch Gelernte gefestigt werden kann und es den Frauen leichter fällt die Sachen im Alltag umzusetzen. Allgemein sind Praxiseinheiten wichtig, um zu merken, ob das Gesagte beim Empfänger richtig angekommen und aufgenommen wurde oder, ob ein Bereich erneut angeschnitten werden muss. Daher wurden auch an den geeigneten Stellen Wiederholungseinheiten und Fragerunden eingebaut. Dadurch wird zudem das Risiko minimiert, relevante Inhalte schnell zu vergessen.

3.6 Grobplanung der theoretischen und praktischen Inhalte

Folgend werden die in 3.3 beschriebenen theoretischen und praktischen Einheiten tabellarisch dargestellt.

Tabelle 5: Grobplanung der theoretischen und praktischen Inhalte (Eigendarstellung 2021)

Woche/Treffen	Theorie	Praxis
0	Zwei Wochen vor Beginn des Kurses findet eine kostenlose Informationsveranstaltungen für die Interessenten im Studio statt. Dabei werden der Ablauf, die groben Inhalte und auch eventuelle Rückfragen geklärt. Den Frauen wird ein erster Anamnesebogen mitgegeben, um mögliche Ausschlusskriterien festzustellen. Anschließend finden mit den passenden Frauen Einzelgespräche mit einer ausführlicheren Anamnese und einem Eingangstest statt.	
1	Grundlagen gesunder Ernährung ➢ Wann Mahlzeiten, Welche und Wie oft? LOGI-Ernährung mit LOGI-Pyramide	Erklärung Ernährungsplan und eintägiges Ernährungsprotokoll ➢ Teilnehmerinnen bringen dies bis zum nächsten Treffen mit
2	Makronährstoff Kohlenhydrate: Funktion, Bedarf, Blutzucker/-spiegel ➢ Bezug Gewichtsreduktion Flüssigkeitszufuhr anschneiden	Sammlung guter kohlenhydrathaltiger Lebensmittel
3	Makronährstoff Fette 1: Funktion, Bedarf, Arten ➢ Bezug Gewichtsreduktion	Sammlung Lebensmittel mit guten Fetten Hausaufgabe: Macht Fett wirklich fett?
4	Makronährstoff Fette 2: Besprechung der These der Hausaufgabe, Transfette besonders bezüglich Fertiggerichte, versteckte Fette,	/
5	Makronährstoff Proteine: Funktion, Bedarf, Vorteile erhöhter Zufuhr bei Gewichtsreduktion	Sammlung proteinhaltiger Lebensmittel
5	RE-TEST 1 (nicht im Treffen): Zwischenstand	
6	/	Zur Wiederholung: Abgleich Ernährungsprotokolle mit allen Makronährstoffen, Besprechung positiver/negativer Feststellungen
7	Flüssigkeitshaushalt/-zufuhr: Bedarf, geeignete Getränke, Alkohol, Kaffee	Hausaufgabe: Trinkprotokoll

8	Rückfälle und mögliche Hürden im Alltag, Bewältigungsstrategien, Betonung auf „Meal Prep"	Hausaufgabe: Für einen Arbeitstag Essen vorbereiten
9	Erfahrungen der letzten Hausaufgabe besprechen Mahlzeitenplanung: Zusammensetzung, Portionsgrößen	
10	Zusammenfassung der wichtigsten Aspekte, Wissensquiz, Ausblick auf weitere Einzelberatung mit Gutschein	
10	RE-TEST 2 (nicht im Treffen): Abschluss	

4 Praktische Umsetzung des Ernährungskonzeptes

Für die praktische Umsetzung des Ernährungskonzeptes wird exemplarisch ein eintägiger Ernährungsplan zur Gewichts-/Körperfettreduktion erstellt.

Die Lebensmittel werden so gewählt, dass bei einem Tagesverlauf mit drei Mahlzeiten insgesamt ca. 1800 kcal zu sich genommen werden.

Tabelle 6: Makronährstoffverhältnis, kcal und Absolutmenge (Eigendarstellung, 2021)

Makronährstoff	% der Gesamtenergie	Kcal	Absolutmenge in g
Fett	40%	720	77 g
Protein	40%	720	176 g
Kohlenhydrate	20%	360	88 g

Fette: 1 g ≙ 9,3 kcal

100% ≙ 1800 kcal; 40% ≙ X

X= (40% x 1800kcal): 100% = 720 kcal

720 kcal: 9,3 kcal = 77 g

Proteine: 1 g ≙ 4,1 kcal
100% ≙ 1800 kcal; 40% ≙ X

X= (40% x 1800 kcal): 100%= 720 kcal

720 kcal: 4,1 kcal = 176 g

Kohlenhydrate: 1 g ≙ 4,1 kcal
100 % ≙ 1800 kcal; 20% ≙ X

X= (20% x 1800 kcal): 100%= 360 kcal

360 kcal: 4,1 kcal= 89 g

Der Ernährungsplan mit den beinhaltenden Lebensmitteln wurde mithilfe des Buches „Tabellenbuch Ernährung" von Cornelia A. Schlieper erstellt.

Tab 7: Exemplarischer Ernährungsplan (Eigendarstellung, 2021)

Mahlzeit	Menge	Lebens-mittel	Kcal	Proteine	Fette	Kohlen-hydrate
Frühstück 9:00 Uhr	50g	Haferflo-cken	186	6,5 g	3,5 g	31,5 g
	150g	Joghurt	111	7,5 g	6 g	7,5g
	30g	Cashew-nüsse	160	5,4 g	12,6 g	9 g
	80g	Apfel	40	o.A.	o.A.	9,6 g
	150 ml	Tee, schwarz	0	0g	0g	0g
	200 ml	Wasser	0	0g	0g	0g
Frühstück gesamt			497	19,4g	22,1g	57,6g

Mittages-sen 14:00	200g	Rumpsteak	198	42g	4g	o.A.
	100g	Avocado	152	2g	15g	4g
	100g	Tomate	19	1g	o.A.	3g
	60g	Spiegelei	132,6	7,8g	10,8	0,5g
	30g	Sonnen-blumen-kerne	181,5	8,1g	14,7	2,4g
	1 EL (15ml)	Olivenöl	132,15	o.A.	15g	0
	1 Messer-spitze	Salz	0	0g	0g	0g
	400 ml	Wasser	0	0g	0g	0g
Mittag gesamt			815,25	60,9g	59,5g	9,9g
Abendes-sen 18:30 Uhr	150g	Lachs	24	19,5g	13,5g	o.A.
	10g	Butter	74	0,01g	8,3g	0g
	1 Messer-spitze	Salz, io-diert	0	0g	0g	0g
	110g	Reis, Voll-korn	141,9	3,3g	1,1g	o.A.
	150g	Erbsen, grün	124,5	10,5g	1,05g	19,5g
	100 g	Kräuter-quark	152	10g	10g	5g
	400 ml	Wasser	0	0g	0g	0g
Abend gesamt			516,4	43,31g	33,95g	24,5g
Tagesbi-lanz			1828,7	123,6g ≙ 37%	115,55g ≙ 35%	92g ≙ 27%

Es wird vorgesehen, dass die Person auch über den Tag verteilt Flüssigkeit zu sich nimmt und nicht nur bei den Mahlzeiten. Insgesamt sollen ca. 2,5 Liter/Tag getrunken werden.

Bei den Proteinquellen wurde auf eine hohe biologische Wertigkeit geachtet, sodass der Körper die aufgenommenen Proteinen gut zu körpereigenen umwandeln kann (Vaupel &

Biesalski,2018). Des weiterhin führt eine hohe Proteinzufuhr zu einer langen Sättigung, weswegen Zwischenmahlzeiten ausfallen und somit der Insulinspiegel niedrig bleibt. Dann ist der Körper in der Fettverbrennung (Deutsche Apothekerzeitung 2019).

Des Weiteren werden mit dem Verzehr der Lebensmittel gleichzeitig viele mehrfach ungesättigte Fettsäuren zu sich genommen. Diese sind Ω3- und Ω6 Fettsäuren, welche im Körper allgemein entzündungshemmend und gesundheitsfördernd wirken (Verbraucherzentrale, 202). Da der Körper diese nicht selbst herstellen kann, ist es wichtig diese täglich über die Nahrung zu sich zu nehmen.

Morgens ist der größte Anteil an Kohlenhydraten zu verzeichnen. Das Frühstück ist die wichtigste Mahlzeit des Tages und der Körper braucht genug Energie, um den ganzen Tag Leistung zu erbringen. So ist es möglich die Energiespeicher direkt aufzufüllen und mit dem Alltag zu beginnen (Deutsche Gesellschaft für Ernährung, 2011). Den restlichen Tag über erhält der Körper die Energiezufuhr über einen großen Anteil von Proteinen und gesunden Fetten, sowie viele Vitamine und Mineralstoffe im Obst und im Gemüse.

5 Literaturverzeichnis

American Heart Association, *High Blood Pressure*, High Blood Pressure | American Heart Association (Zugriff am 25.05.2021)

Bruhn, M. & Homburg, C., *Handbuch Kundenmanagement*, 7. Auflage

Collins Dictionary, *meal prep definition*, Meal prep Definition und Bedeutung | Collins Wörterbuch (collinsdictionary.com) (Zugriff am 27.05.2021)

Deutsche Apothekerzeitung, 2019, *Gewichtsreduktion kann Blutzucker stabilisieren*

Deutsche Gesellschaft für die Ernährung e.V., 2011, *Richtwerte für die Energiezufuhr aus Kohlenhydraten und Fetten*

Dutton et al.. 2010, *Vergleich der gewünschten Gewichtsreduktion mit den Empfehlungen der Leitlinien in Prozent*

Facebook, 2021, *Facebook-Werbeanzeigen*, Facebook-Werbeanzeigen: Online-Werbung auf Facebook | Facebook for Business (Zugriff am 25.05.2021)

LCHF Deutschland Akademie für Gesundheit und Ernährung, *Anamnesebogen*

Logi-aktuell.de, *Das Herzstück von LOGI-Die LOGI-Pyramide*, Das Herzstück von LOGI - Die LOGI Pyramide - Die LOGI-Methode (logi-aktuell.de) (Zugriff am 24.05.2021)

Meinhardt, K., Hünten, M., Angermeir, K., 2016, *Gesunde Ernährung nach LOGi*

Robert-Koch-Institut, 2017, *Übergewicht und Adipositas bei Erwachsenen in Deutschland*

Robert-Koch-Institut, 2021, *Übergewicht und Adipositas*, RKI - Themenschwerpunkt Übergewicht und Adipositas (Zugriff am 22.05.2021)

Schlieper, C.A., 2018, *Tabellenbuch Ernährung*, S.4-27, Verlag Dr. Felix Büchner, 5. Auflage

Senninger, T. & Weiß, A, 2011, *Gruppe-Team-Spitzenteam. Das Handbuch zur Teamführung* (S. 40), Ökotopia Verlag

Statista, 2021, *Anteil der Frauen mit Übergewicht und Adipositas in Deutschland in den Jahren 2005 bis 2017*, Übergewicht unter Frauen in Deutschland | Statista

Statista.de, 2021, *Anteil der Männer mit Übergewicht und Adipositas in Deutschland in den Jahren 2005 bis 2017*, Übergewicht unter Männern in Deutschland | Statista

Tanita.de, 2021, Tanita | Monitoring your Health (Zugriff am 25.05.2021)

Vaupel, P. & Biesalski, H.K., 2018, *Ernährungsmedizin*, S. 145-163, 5. Auflage

Verbraucherzentrale.de, 2020, *Proteine und Proteinpräparate* (Zugriff am 26.05.2021)

Verbraucherzentrale.de, 2020, *Wie viel Fett am Tag gehört zu einer gesunden Ernährung?*, (Zugriff am 26.05.2021)

World Health Organisation, 2000, *Body Mass Index-BMI*, WHO/Europe | Nutrition - Body mass index - BMI (Zugriff am 22.05.2021)

6 Abbildungs- und Tabellenverzeichnis

6.1 Abbildungsverzeichnis

Abbldung 1: Die LOGI-Pyramide (logi-aktuell.de)..4

6.2 Tabellenverzeichnis

Tabelle 1: Klassifikation des Body-Mass-Index bei Erwachsenen (WHO, 2000)...........1

Tabelle 2: Daten und Informationen der Zielgruppe..3

Tabelle 3: Makronährstoffverhältnis nach LOGI...5

Tabelle 4: Benötigte Medien und Materialien des Kurses.......................................7

Tabelle 5: Grobplanung der theoretischen und praktischen Inhalte..........................12

Tabelle 6:Makronährstoffverhältnis, kcal und Absolutmenge................................14

Tabelle 7: Exemplarischer Ernährungsplan..14